# CONTRIBUTION A L'ETUDE

## DE LA

# MÉNINGITE TUBERCULEUSE

## CHEZ L'ADULTE

PAR

Lucien VIARD,

Docteur en médecine de la Faculté de Paris.

PARIS

A. PARENT, IMPRIMEUR DE LA FACULTÉ DE MÉDECINE

A. DAVY, successeur

31, RUE MONSIEUR-LE-PRINCE, 31

1881

# CONTRIBUTION A L'ETUDE

## DE LA

# MÉNINGITE TUBERCULEUSE

## CHEZ L'ADULTE

PAR

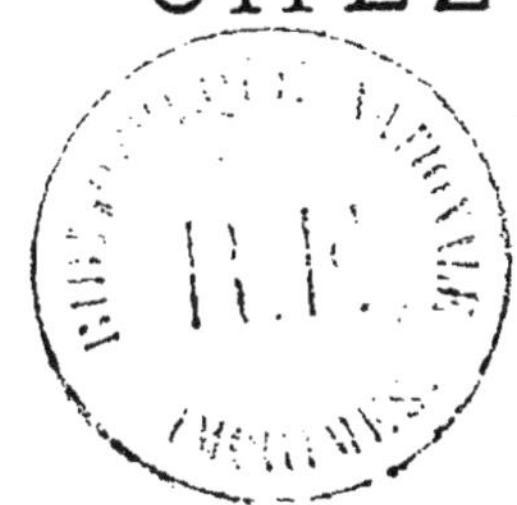

**Lucien VIARD,**

Docteur en médecine de la Faculté de Paris.

PARIS

A. PARENT, IMPRIMEUR DE LA FACULTÉ DE MÉDECINE

A. DAVY, successeur

31, RUE MONSIEUR-LE-PRINCE, 31

1881

A MON PÈRE


A MA MERE


**A mon oncle**

## MONSEIGNEUR VIARD

**Protonotaire apostolique**
**Chevalier de la Légion d'honneur**


**A mon oncle**

**Auguste VIARD**

**De Vaux.**


A MES PARENTS


A MES AMIS

# CONTRIBUTION A L'ETUDE

# DE LA MÉNINGITE TUBERCULEUSE

## CHEZ L'ADULTE

---

## INTRODUCTION.

Pendant le cours de notre dernière année d'études, nous avons eu occasion d'étudier deux cas de méningite tuberculeuse chez l'adulte. Ce n'est pas sans un certain étonnement que nous pûmes constater à l'autopsie que dans les deux cas les granulations caractéristiques de l'affection n'existaient que dans les méninges et nullement dans les poumons et les autres viscères comme cela se rencontre le plus souvent. C'est alors que la loi de Louis se présenta à mon esprit : « Quand il y a des tubercules dans un organe quelconque, il y en a nécessairement dans les poumons. » Ce clinicien distingué établissait sans doute cette règle d'après l'observation de nombreuses années ; et deux fois de suite nous rencontrions l'exception dans deux cas dont nous pouvions rétablir l'observation clinique. Aujourd'hui il est admis.

surtout quand il s'agit de la méningite des enfants,que la loi de Louis n'est qu'approchée ; mais, chez les sujets plus avancés en âge, elle est beaucoup plus absolue. Il nous suffira en effet de citer la statistique bien connue de Hessert qui, en 1860, publia un total de trente-huit observations dont deux seulement sont des exemples de lésions tuberculeuses limitées aux méninges. Pour d'autres statistiques la proportion est sensiblement la même : Les deux thèses inaugurales de Le Bouteiller (1872) Gardin (1873),qui renferment ensemble vingt et une observations, n'en citent que deux dans lesquelles les poumons sont déclarés sains. Encore, est-il juste d'ajouter que,dans ces deux cas : I$^{re}$ et XI$^{e}$ observations de la thèse de Gardin, communiquées par Troisier, les lésions de la tuberculose miliaire ont été trouvées dans des méninges rachidiennes. Citons encore une thèse de 1866 qui réunit cinq observations d'après lesquelles l'auteur conclut à l'exactitude de la loi de Louis chez l'adulte. Les treize sujets qui ont servi de base au travail de Valleix sur la méningite tuberculeuse des adultes étaient tous phthisiques par leurs poumons, leur péritoine, etc.

C'est pourquoi il nous a paru intéressant de publier nos deux observations en y ajoutant un exposé historique de la question et quelques mots sur les discordances qui existent encore entre les auteurs sur ce point de pathologie. La marche de la maladie et les principaux symptômes nous ont aussi paru chez nos malades présenter des particularités assez peu communes ; nous dirons donc aussi quelques mots au sujet de la symptomatologie et de l'anatomie pathologique de ces deux cas spéciaux.

Enfin nous avons cru devoir ajouter à nos observations personnelles trois observations analogues qui sont tirées l'une du Journal of mental science (1874), les deux autres de la thèse de Gardin dont nous avons déjà parlé. Ce sont, à notre connaissance, les seuls cas de méningite sans tuberculose pulmonaire qui aient été publiés dans ces dernières années. Nous n'avons pas eu l'occasion de lire les deux cas de Hessert qui sont cités par M. Jaccoud dans son Dictionnaire.

Qu'il nous soit permis de remercier M. Bellangé pour les renseignements qu'il a bien voulu nous communiquer, et M. Degerine, chef de clinique de la Charité dont les conseils nous ont toujours été si précieux et auquel nous devons l'idée de ce travail.

Que M. le professeur Hardy veuille bien recevoir nos respectueux remerciements pour l'honneur qu'il nous fait en acceptant la présidence de cette thèse.

# HISTORIQUE.

Synonymie : Phrenilis (auteurs du xvɪɪ° siècle) Eclampsia ab hydrocephalo (Sauvages 1763); Hydrocephale interne, hydropisie des ventricules du cerveau (Robert Whytt, 1768, Forthergill Ludwig); Hydrocéphale aiguë (Bricheteau); Fièvre cérébrale (Capuron); Méningite aiguë des enfants (Senn); Méningo-céphalite (Charpentier); Méningite granuleuse (Guersant, 1827); Méningite tuberculeuse (de Confévron, Papavoine, 1827-1830); Tubercules des méninges (Monneret); Granulie (Empis, 1865); Méningo-encéphalite tuberculeuse aiguë (Dictionnaire encyclopédique.)

La méningite tuberculeuse n'est pas une maladie de connaissance récente, puisque l'on retrouve déjà en 1701 (Duverney) et 1732 (Saint-Clair) plusieurs observations de cette affection, et que Meibomius soutenait déjà à cette époque que c'était l'enveloppe du cerveau et non la substance cérébrale elle-même qui était malade. Néanmoins, il suffit de jeter les yeux sur le tableau précédent pour se rendre compte des opinions diverses qui se sont succédé jusqu'aujourd'hui sur la nature de cette maladie. Pour les uns l'hydropisie des ventricules domine la scène et donne son nom à l'affection, pour les autres c'est l'inflammation des méninges, pour d'autres encore, la granulation caractéristique. Et, de fait, ces trois dénominations principales marquent trois étapes de l'histoire de la tuberculisation des méninges et doivent être étudiées comme telles.

Nous ne dirons rien de la phrénésie des anciens auteurs dont beaucoup de cas devaient répondre à l'affection qui nous occupe, mais cette appellation était appliquée aussi bien à l'inflammation du cerveau qu'à celle de ses membranes, et désignait plus souvent encore le délire qui a lieu dans ces affections ; méningite franche fureur, manie étaient donc confondues.

Il faut arriver jusqu'en 1763 pour trouver la première description de la méningite tuberculeuse qui était pour Sauvages une convulsion produite par l'hydropisie des ventricules (eclampsi a ab hydrocephalo). « Elle affecte, dit-il, les enfants de 4 à 5 ans affectés du vice scrofuleux et dont les parents ont été attaqués de la vérole. » Mais, ce n'est que cinq ans plus tard, en 1768, que le célèbre médecin anglais Robert Whygtt, devait donner la véritable description symptomatologique de la maladie, description fort exacte à laquelle on peut seulement reprocher d'avoir voulu trop exclusivement diviser la marche de l'affection en trois périodes d'après la marche de la température.

1re période : Fièvre régulière subaiguë ;

2e période : Lenteur et irrégularité du pouls ;

3e période : Recrudescence de la fièvre avec pouls régulier et très fréquent.

Pour le professeur d'Edimbourg et ses successeurs, c'était toujours l'épanchement dans les ventricules qui constituait toute la maladie.

Quelques années plus tard on admettait la nature inflammatoire des lésions découvertes à la surface de l'encéphale et dans ses enveloppes, et le mot de méningite était créé pour répondre à cette nouvelle opinion. Quin, le premier, et ensuite Edward Ford avaient pensé à l'inflammation des méninges.

Dès lors, l'attention fut appelée sur la véritable lésion

et Guersant (1827) à l'hôpital des Enfants Malades annonça qu'il avait découvert dans la pie mère des granulations spéciales qui étaient pour lui le point de départ de l'inflammation; il proposa donc le nom de méningite granuleuse (art. meningite du Dict. en 30 vol.). Il abandonnait complètement les idées de l'ancienne école anglaise, et bientôt les travaux de ses élèves attribuaient à la granulation son véritable caractère. Demongeot, de Confévron, (thèse de 1827,) considérait déja ces produits comme de nature tuberculeuse, et un autre élève de Guersant, Papavoine, consacrait définitivement le nom de méningite tuberculeuse. Rufz étudiait aussi la maladie d'une façon complète dans sa thèse de 1835.

Jusqu'à cette époque, on ne s'était occupé de la méningite tuberculeuse que chez les enfants où elle est si fréquente; lorsque Dance publia une suite d'articles dans les Archives de médecine de 1830, dans lesquels il présentait 25 observations de méningite chez des sujets d'un âge moyen de 18 ans. Dans ce travail, l'inflammation des membranes de la base, les trainées purulentes qui accompagent les vaisseaux sont assez bien décrites, mais l'auteur qui signale l'existence des tubercules granuleux dans quelques-unes de ses observations, parait ne pas les avoir trouvés dans la majorité des cas, sans doute alors qu'ils étaient fort peu nombreux et très petits. Quoi qu'il en soit il était parfaitement démontré que la méningite tuberculeuse, que l'on croyait jusqu'alors l'apanage du premier âge, se montrait aussi assez fréquemment chez l'adulte.

En 1837, Lediberder publiait une thèse intitulée : Essai sur l'affection tuberculeuse aiguë de la pie-mère, dans laquelle il démontrait l'existence de la maladie chez l'adulte; et l'année suivante, Valleix, s'appuyant en grande partie sur les observations de cette thèse, contrôlait les faits dans son article de la méningite tuberculeuse des adultes. (Archives générales de médecine 1838.)

Rilliet et Barthez, discutant à fond la question relativement aux maladies de l'enfance, distinguent les cas ou les granulations ne sont pas accompagnées de symptômes inflammatoirs et celui ou les lésions inflammatoires se rencontrent seules, sans tubercules apparents. Citons encore, à la même époque, Trousseau, qui nous a laissé dans ses cliniques une excellente étude de la maladie à laquelle il donne le nom de fièvre cérébrale.

La malade était alors entièrement connue au point de vue symptomatologique, et c'est alors que commença la discussion sur la nature intime des néoplasmes granuleux. Bouchut, Robin, Empis et plusieurs autres, tenant pour la théorie dualiste qui séparait la tuberculose de la granulation, contre la majorité des professeurs pour qui la phthisie était une, c'est maintenant la théorie la plus généralement acceptée.

## ETIOLOGIE.

Les causes premières de la méningite tuberculeuse sont celles qui président à la formation du tubercule dans les autres organes, puisque la maladie n'est que la manifestation de la diathèse sous une forme spéciale. Nous devons donc d'abord rechercher dans les ascendants du malade, si l'un de ses parents a été atteint de tubercu-

lose. Dans les deux cas que nous présentons personnel-
lement l'hérédité n'a pu être constatée. Les ascendants
des deux côtés ne paraissent pas présenter traces de
phthisie. Les partisans de la transformation des diathèses
auraient sans doute cherché s'il y avait lieu d'incriminer
la syphilis ou une autre diathèse. Nous ne pensons pas
que cette manière de voir soit conforme à la vérité, et il
faut admettre que bien souvent le point de départ fait
défaut. Quant aux antécédents personnels des malades,
MM. Valleix et Lediberder ont écrit que jamais la méningite tuberculeuse ne se manifeste chez l'adulte sans
avoir été précédée des signes physiques ou rationnels
de tuberculose pulmonaire. On en disait autant pour
l'enfant avant Rilliet et Barthez. Dans la majorité des
cas, il en est de la méningite tuberculeuse de l'adulte
comme de celle de l'enfant; elle n'a été précédée d'aucun
signe évident de phthisie pulmonaire. A plus forte raison
dans les cas où le tubercule n'existe à la mort que dans
le cerveau.

Devons-nous donc dire que, dans nos observations,
l'étiologie est tout à fait inconnue. Non, évidemment, et
nous pourrions toujours invoquer comme cause déter-
mitante: chez l'un, l'influence débilitante d'une fièvre
palustre qui a duré plus de deux ans ; chez l'autre l'action d'une variole assez grave précédant de quelques
mois l'apparition des phénomènes cérébraux. Les fièvres
éruptives et en particulier la rougeole ont une influence
des plus néfaste sur la marche de la tuberculose. Ces
causes sont indiquées par nombre d'auteurs. Mais, ce
qui doit nous frapper avant toute chose c'est que l'un des
malades portait déjà depuis de longues années la mar-

que de la diathèse. Le lupus ancien qu'il présentait sur la cuisse était chez lui la manifestation première de ce produit commun à la scrofule et à la phthisie : le tubercule.

Il n'y a pas longtemps que cette analogie a commencé à être admise. Bazin, dans ses leçons sur la scrofule, s'est particulièrement occupé d'identifier les deux affections; et, quoiqu'il fasse la distinction un peu subtile, que dans la phthisie essentielle, le tubercule est plus petit et plus répandu dans le poumon; néanmoins il admet que scrofule et tuberculose sont produites par la même diathèse pouvant engrendrer le néoplasme tuberculeux dans tous les organes indistinctement. Bazin divise les lésions diverses de l'affection en quatre groupes et périodes : Dans la seconde sont rangées les lésions de la peau, telle que le lupus, et dans la quatrième qu'il appelle période viscérale il distigue : la phthisie pulmonaire, la phthisie abdominale et la phthisie cérébrale.

Nous devons donc dire, après lui, que notre malade tuberculeux à la seconde période depuis plusieurs années, a été emporté, dans la quatrième période, par la forme cérébrale de cette maladie.

Cependant en réalité, la question des rapports du lupus et de la tuberculose, est encore fort obscure. Des discussions récentes de la société médicale des hopitaux, discussions auxquelles M. Vidal a surtout pris part, tendent aussi à faire admettre une identité complète entre le lupus et la granulation tuberculeuse. Il en est de même des travaux d'histologie publiés dans ces dernières années en Allemagne (Travaux de Friedlandeer). Il est certain que si l'on ne s'en tient qu'à l'examen his-

tologique, on trouve dans le lupus les mêmes éléments
que dans le follicule tuberculeux ; mais la caractéristique
de la granulation tuberculeuse au point de vue histolo-
gique est encore trop discutée pour que l'on puisse aujourd'hui se baser sur la présence de tel ou tel élément
anatomique pour affirmer la nature tuberculeuse d'un
produit. C'est à la clinique qu'il faut s'adresser pour ré-
soudre cette question.

## DE QUELQUES SYMPTOMES PARTICULIERS.

On a pu remarquer qu'aucune paralysie même par-
tielle, aucune contracture, à peine dans un cas une légère convulsion, n'ont été signalées chez nos deux malades, c'est-à-dire que les phénomènes nerveux d'ordre
moteur ont fait généralement défaut. C'est là un fait
rare, car aux troubles de la respiration, au délire, à la
somnolence, aux vomissements qui se rencontrent presque dans toutes les méningites, se joignent généralement, surtout dans la dernière période de la roideur
musculaire et des paralysies limitées qui semblent frapper de préférence les muscles supérieurs Nous trouve-
rons l'explication de cette anomalie dans la disposition
particulière des lésions anatomiques que nous avons pu
constater sur les deux cerveaux, et c'est aux travaux de
Landouzy sur les paralysies liées aux méningo-encépha-
lites que l'on doit la connaissance de ces faits. Ce qu'on
a appelé les points moteurs de la substance corticale,

c'est une zone de la convexité du cerveau qui préside aux mouvements et dont les lésions s'accompagnent toujours de troubles de la motilité, dans les muscles qui sont sous sa dépendance. C'est ainsi que les mouvements du membre supérieur sont sous la dépendance des circonvolutions frontale et pariétale ascendantes à leur partie moyenne; les mouvements de la jambe un peu plus haut et en arrière; les mouvements de la face à l'extrémité postérieure de la deuxième circonvolution frontale. Ces zones ne peuvent pas encore être séparées les unes des autres d'une façon absolue; mais ce qu'il y a de certain c'est que les lésions localisées à la base, par exemple, n'offrent aucune particularité clinique d'ordre moteur et n'agissent que sur les organes animés par les paires craniennes. De sorte que l'on observe dans ce cas du strabisme par paralysie des nerfs oculo-moteurs, mais pas de paralysie des membres ni de contracture. La théorie de l'excitation cérébrale directe compte encore des adversaires et nous trouvons dans les travaux d'Archambault et de Ball, cette théorie que l'altération agit comme une excitation portée au loin et vient atteindre des régions fort éloignées de la maladie. Cette manière de voir ne peut s'appliquer aux convulsions et paralysies partielles. De plus, les autopsies que nous présentons donnent pleinement raison à la théorie de l'excitation directe. En effet, pas de contracture, pas de convulsions, pas de paralysie localisée dans le premier cas; mais aussi les lésions de méningite et d'encéphalite sous-jacente sont à peine marquées au niveau des points moteurs. Absence de paralysie localisée des nerfs de la base, mais aussi aucune granulation à part sur le

chiasma. Dans ce cas, il devait y avoir de l'œdème pa-
pillaire qui n'a pu être constaté par suite de l'indocilité
du malade. D'après M. Bouchut qui, le premier, a étudié
l'emploi de l'ophthalmoscope dans la méningite, l'œdème
rétinien, les hémorrhagies du fond de l'œil se produisent par suite de l'obstacle apporté au retour du sang
dans le sinus caverneux. La congestion du cerveau, la
compression exercée dans la boite cranieuse par l'épanchement interventriculaire, et enfin la coagulation plus
ou moins complète du sang dans les sinus qui sont souvent remplis de caillots sont ainsi les causes des altérations profondes de l'œil. Il est vrai de dire que ces lésions signalées comme constantes n'ont pas toujours
été trouvées même par des observateurs comme Gale-
zowski.

Dans la seconde observation où les lésions uniquement localisées à la scissure de Sylvius semblaient re-
monter un peu plus haut le long des vaisseaux, il y a
eu une seule attaque de convulsion. Pas de granulations à la base, aussi pas de strabisme malgré l'hydropisie ventriculaire assez abondante. Pour Dance et d'autres auteurs, les paralysies étaient produites par la
compression due au liquide interventriculaire secrété en
trop grande abondance. Dans des cas où le liquide
était plus abondant dans un des ventricules latéraux,
il y avait prédominance des symptômes de tel ou tel
côté. Nous avons dit que telle n'était pas la manière de
voir de la plupart de nos maîtres actuels. Trousseau
avouait qu'il n'avait pas cherché à s'expliquer le méca-
nisme de la paralysie.

La troisième observation, celle de Woods, dans la-

quelle les granulations et le tissu tuberculeux infiltré
étaient si répandus, nous permet d'affirmer de nouveau
la justesse de la théorie moderne. On devait en effet,
s'attendre, en voyant ces lésions qui couvrent la base
de l'encéphale, à retrouver dans l'observation clinique
tout le cortège des paralysies et des contractures qui
peuvent être produites par les lésions des nerfs de la
base, c'est ce qui a eu lieu en effet, et les convulsions
de la face, le strabisme ont duré pendant presque tout
le temps de la maladie. La gravité des paralysies des
membres inférieur et supérieur du côté gauche n'est
pas moins remarquable, car, à l'autopsie, c'est précisé-
ment du côté correspondant de l'encéphale, côté droit,
que se trouvent les lésions étendues le long de l'artère
cérébrale moyenne jusqu'à la convexité.

Le siège des lésions n'est pas précisé avec assez de
soin dans les deux autres observations pour que l'on
puisse établir une relation entre les symptômes nerveux
observés pendant la vie et les points touchés. Dans l'observation IV où les paralysies et les contractures ont
été très intenses, la base presque entière du cerveau
était lésée.

Comment agit ici le néoplasme tuberculeux? M. Hardy
professe que les lésions qu'on peut accuser de la production des phénomènes convulsifs sont en général des
altérations de la névroglie de nature irritative. Il est
probable que les altérations les plus importantes sont,
avec l'irritation du nerf, la gène circulatoire par thrombose des vaisseaux entourés d'exsudats purulents. Le
lobe frontal et le lobe pariétal sont irrigués par des
branches de la sylvienne. Aussi, les exsudats et granu-

lations cheminant de la base vers la convexité en suivant les branches artérielles, doivent, par suite de la disposition des points moteurs, paralyser d'abord le bras, puis la jambe. C'est ce qui arrive le plus souvent, et la troisième observation que nous citons est véritablement typique sous ce rapport. Ajoutons que dans la méningite la perte du mouvement a toujours lieu avant la perte de la sensibilité.

Le but de notre travail n'est pas d'examiner ainsi chaque symptôme de l'affection. La marche de la maladie n'a rien présenté de particulier dans les cas que nous étudions. Les vomissements, la marche de la température, la fréquence du pouls, l'irrégularité de la respiration etc., sont des phénomènes connus depuis nombre d'années et décrits par tous les cliniciens. La maladie a évolué généralement en deux septénaires, ce qui est normal. On a avancé que chez l'adulte la méningite tuberculeuse survenant le plus souvent dans des cas de phthisie avancée, la maladie s'écartait du type classique, son début était obscur, ses signes équivoques, sa marche irrégulière. On peut voir que, si l'une de nos observations a été l'objet au début d'une erreur de diagnostic, les autres, la troisième surtout, sont au contraire tout à fait classiques.

Nous voulons maintenant faire encore une remarque au sujet des cris spéciaux que Coindet a appelés le premier, cris hydrencéphaliques, et que Grisolle caractérise ainsi : les malades poussent des cris perçants hydrencéphaliques. Ailleurs, il les appelle, cris de tête. Trousseau, qui insiste particulièrement sur ce phénomène, dit de même : Le plus ordinairement, c'est un

cri unique, violent, ressemblant à la clameur d'un individu surpris par un grand danger. Or, dans les cas
qui nous intéressent, ces cris ne nous ont pas paru présenter le caractères que nous venons d'indiquer. Dans
le cas qui fait l'objet de la deuxième observation, il y a
eu à peine quelques plaintes proférées, alors que le malade avait son intelligence encore presque intacte, et
n'était point dans la prostration de la dernière période.
Dans l'autre cas, au contraire, les plaintes ont duré
pendant tont le cours de la maladie, se produisant toujours de la même façon et ne ressemblant, ni à des cris
aigus, ni surtout à la clameur d'un homme surpris par
un danger : c'était plutôt comme un gémissement ou
une suite de gémissements plaintifs, commençant dou-
cement avec une tonalité un peu gutturale et se termi-
nant par un éclat de voix plus ou moins prolongé. On
attribue ces cris à la douleur provoquée par l'inflammation ou la compression du cerveau, de là leur nom.
Cependant M. Jaccoud s'exprime ainsi : La douleur per-
sistante arrache au patient des cris presque automa-
tiques. C'est bien le terme propre qui caractérise les
plaintes monotones que nous avons entendues et la
cause qui les produit. Douleur continuelle, gravative,
par compression des centres nerveux ; différente, par
exemple, de la douleur plus aiguë de la méningite
franche inflammatoire, douleur se traduisant par des
cris qui n'ont pas le même caractère. De même, en pres-
sant fortement les masses musculaires hyperesthésiées
du malade, on produisait une douleur subite et aiguë
et on tirait de lui des cris tout différents et qui alors
étaient très perçants.

## ANATOMIE PATHOLOGIQUE

Outre les granulations spéciales dont nous avons déjà parlé, on trouve à l'autopsie, des lésions secondaires qui avaient été remarquées déjà par les anciens auteurs mais qui dans ces derniers temps surtout ont été bien étudiées par M. Hayem. D'abord les traces d'une inflammation manifeste avec un exsudat purulent plus ou moins abondant qui accompagne généralement la granulation. Dans les points malades on trouve généralement aussi une adhérence sensible des méninges à la substance cérébrale, cette dernière est aussi le siége d'un ramollissement assez superficiel qui a été considéré comme le résultat d'une encéphalite hyperplasique. Le septum lucidum, le corps calleux, la voûte à trois piliers sont aussi le plus souvent ramollis et ce ramollissement est souvent porté jusqu'à la diffluence. Enfin, on trouve l'épanchement séreux intraventriculaire si fréquent, que pendant longtemps il a été considéré comme le seul signe anatomique de l'affection.

Mais, ces lésions ont été vues et décrites depuis longtemps, et dans les deux observations qui sont la base de ce travail, elles étaient fort peu marquées. Ce sont donc les lésions tuberculeuses qui vont surtout nous occuper, car elles sont la cause première des troubles cérébraux et les travaux de ces dernières années les ont fait mieux connaître en leur donnant enfin l'importance qu'elles méritent. C'est là, la lésion constante qui est accompagnée d'encéphalite et d'hydrocéphalie, mais qui mérite seule de donner son nom à la méningite tuberculeuse.

Ainsi, l'existence de la granulation est le signe caractéristique de l'affection, et ce produit est manifestement de nature tuberculeuse. Néanmoins, des auteurs de grand mérite ayant été naguère d'une opinion un peu différente, il est utile de rappeler ce qu'ils en ont dit. Laennec, pour qui la nature tuberculeuse des granulations ne fait l'objet d'aucun doute, les décrit ainsi :

« Elles sont demi-transparentes, et quelquefois même diaphanes et incolores, d'une consistance un peu moindre que celle des cartilages. Leur grosseur varie depuis celle d'un grain de millet jusqu'à celle d'un grain de chènevis ; leur forme, obronde au premier coup d'œil est moins régulière lorsqu'on les examine de près et à la loupe ; quelquefois même, elles sont un peu anguleuses..... »

C'est bien là l'aspect des granulations que nous avons pu examiner ; seulement, à côté de celles-là qui sont visibles aussitôt qu'on jette un coup d'œil sur le cerveau d'un individu mort de méningite tuberculeuse, il en est d'autres qui sont beaucoup plus petites et à peine visibles à l'œil nu. Souvent, paraît-il, elles existent seules et il faut être prévenu d'avance pour les découvrir. C'est sans doute pour cette raison qu'elles ont échappé à nombre d'observateurs qui n'étaient point prévenus de leur présence, et que Dance en particulier ne les a pu voir que dans le cinquième des cas à peine.

Depuis Laënnec, le microscope a permis de pousser plus loin la description de ces corpuscules, et de préciser leur siège et leur structure anatomiques. Les granulations se rencontrent surtout au voisinage de la scissure de Sylvius, le long de l'artère sylvienne et de ses branches auxquelles elles semblent attachées par petits groupes ressemblant assez à des grappes de raisin. Cette disposition résulte de ce que c'est dans la tunique externe, dans la gaîne lymphatique qui entoure ces vaisseaux qu'elles se produisent par prolifération des éléments normaux. M. Cornil en a tracé une description très complète en appelant aussi l'attention sur les opacités jaunâtres qui accompagnent les corps granulés: ce sont des zones de tissu tuberculeux diffusé et répandu autour des petites tumeurs. Cet exsudat joue le plus grand rôle dans la production des paralysies qui accompagnent souvent la méningite. Nous ne pouvons que répéter l'opinion de cet observateur sur la succession des troubles anatomiques :

1° Formation de nouveaux éléments, jeunes cellules embryo-plastiques, dans le tissu conjonctif de la pie-mère.

2° Formation d'éléments semblables dans la gaîne lymphatique des vaisseaux.

3° Coagulation du sang dans ces derniers par suite de la gêne circulatoire.

On conçoit alors facilement comment se produisent les troubles dans les organes qui sont sous la dépendance de la zone de cerveau ainsi anémiée ; il y a là une véritable thrombose.

L'identité du tubercule avec le néoplasme granuleux est maintenant admise par tous les auteurs, ou à peu près. Mais, on a voulu pendant longtemps en faire un produit inflammatoire d'une nature particulière, c'était il y a plus de 20 ans l'opinion de M. Robin, et nous la trouvons développée dans la thèse de Liégard 1854 et dans un article de Gintrac du journal de médecine de Bordeaux (juillet 1865). M. Vulpian, qui, en 1856 avait été entraîné à l'opinion de M. Robin sur la nature spéciale des granulations, est revenu à l'opinion de Laënnec dans une note lue en 1861 à la société médicale des hôpitaux et admet aujourd'hui que c'est la première phase du développement du tubercule. Elles sont pour lui, constituées essentiellement par des éléments du tissu conjonctif multipliés à l'excès et plus ou moins altérés. Ce ne sont pas des éléments spéciaux, primitivement et originairement hétéromorphes ; leur disposition et la matière amorphe dans laquelle ils sont empâtés leur donnent toutefois un cachet spécial. Nous venons de voir que l'on peut considérer cette matière non granulée comme douée du même degré de spécificité que la granulation circonscrite. Bouchut, se rapproche beaucoup de la manière de voir de M. Vulpian puisqu'il dit que la granulation grise transparente n'est pas encore du tubercule, si bien qu'il décrit une espèce de ces petits corps formés d'éléments fibro-plastiques, et une seconde espèce, de nature différente, dit-il, formée de matière tuberculeuse jaune, à l'état de crudité, adhérant à la pie-mère, et pénétrant dans la substance corticale du cerveau. Il nous semble difficile d'admettre cette transformation d'un produit non tuberculeux en un autre au contraire tuberculeux ; il est au contraire bien plus simple et plus conforme à l'observation clinique d'admettre la nature spécifique du premier produit qui se ramollit ensuite et perd sa transparence pour devenir le tubercule miliaire jaune. On connaît aussi la théorie de M. Empis qui, dans son traité de la granulie (1865), a battu en brèche l'ancienne opinion de Bayle et de Laënnec.

L'élément granuleux est formé, d'après M. Empis, d'un tissu fibro-plastique qui est lui-même sous la dépendance d'un processus inflammatoire. L'inflammation précède la granulation qui est d'autant plus rare que l'inflammation par son intensité et son étendue a déterminé plus promptement la mort. Ce processus inflammatoire est dominé lui-même par la diathèse granuleuse, et si l'on constate plus facilement l'inflammation du côté des méninges que du côté de la plèvre et du péritoine dans la granulie, c'est que les organes encéphaliques ont peu de tolérance pour l'inflammation, et que la mort arrive dans la granulie à forme pulmonaire par exemple avant le développement de l'inflammation. Dans la granulie à prédominance cérébrale, au contraire, c'est l'inflammation qui tue avant que la granulation ait eu le temps de se former. Voilà sous quelles influences se forme le néoplasme, et alors il peut marcher vers deux terminaisons différentes : Ou il s'organise, et la terminaison est favorable, ou il se tuberculise et alors la terminaison est celle de la tuberculose en général. Cette terminaison qui constitue la granulation jaune de Bouchut arrive tout simplement, dit M. Empis, parce que le tissu conjonctif et fibro-plastique est aussi apte à recevoir du tubercule que les ganglions lymphatiques et la plupart des organes.

Cette manière d'envisager la granulation n'a jamais

été admise par la majorité des auteurs ; mais c'est surtout à MM. Charcot et Grancher que revient l'honneur
d'avoir démontré l'unité de la phthisie. On admet maintenant depuis les travaux de ces maîtres que les gros
nodules pneumoniques ont le même type de structure
que la granulation tuberculeuse. La théorie de l'inflammation rejetterait de la tuberculose la granulation
grise transparente qui est le tubercule le plus infec-
tieux, le plus diathésique, le plus parfait. Il faut donc
croire à une inflammation spécifique et considérer
comme des produits tuberculeux infiltrés les amas de
cellules qui remplissent les lymphatiques péri-vascu-
laires. Les tubercules miliaires jaunes et mous, gris et
durs ne diffèrent que par une proportion différente de
matière caséeuse ou de tissu fibreux.

C'est l'opinion aujourd'hui la plus généralement
adoptée. Ajoutons encore, que pour Wirchow le seul
tubercule vrai, c'est la granulation tuberculeuse.

L'affection qui nous occupe est donc bien la méningite tuberculeuse, et point la méningite granuleuse ou
la granulie, expressions impropres et ne répondant pas
à l'essence de la maladie. Cependant, l'expression de
méningo-encéphalite tuberculeuse aiguë serait peut-
être plus juste pour désigner une maladie qui laisse le
plus souvent après elle un ramollissement de la sub-
tance grise et un épanchement ventriculaire. Si l'on
veut arriver à se faire une idée juste de la maladie, il
faut envisager la phlegmasie méningée moins comme
le résultat direct d'une inflammation locale produite par
la granulation tuberculeuse que comme l'expression de
l'influence diathésique dont elle peut être la manifesta-

tion unique dans certains cas rares. En Angleterre et
en Allemagne le nom d'hydrocéphalie aiguë qui lui a
été donné par les contemporains de Whytt est encore
conservés.

## DIAGNOSTIC

La méningite tuberculeuse n'est pas toujours d'un
diagnostic facile et l'on peut s'en rendre compte par
l'examen d'un de nos cas dans lequel le diagnostic
d'embarras gastrique fébrile avait été posé et maintenu
pendant plusieurs jours parce que dans la première semaine aucun symptôme cérébral bien net ne s'était
manifesté. Il faut donc non seulement éviter de tomber
dans l'exagération de Robert Whytt, qui, comme nous
l'avons dit, divisait la maladie en trois périodes bien
distinctes; mais encore, il faut s'attendre à rencontrer
de grandes irrégularités dans la manifestation des
symptômes les plus communs. C'est dans ces cas mal
caractérisés que le diagnostic différentiel devient fort
difficile, surtout avec la fièvre typhoïde et dans les premiers jours. Les vomissements peuvent être dans les
deux cas très abondants, la céphalalgie est souvent très
forte dans la dothiénenterie, la diarrhée n'existe pas
toujours, et il nous a été donné d'observer cette année
même, que dans la fièvre typhodïe, le ventre pouvait
être contracté au lieu d'être météorisé. Alors, il faudra
tenir le plus grand compte de la marche de la température, graduellement ascendante dans la fièvre typhoïde

et la comparer avec la fréquence du pouls, souvent un désaccord manifeste nous mettra sur la voie. L'apathie du malade, son facies profondément hébété nous serviront également. L'hyperesthèsie et un signe d'une grande valeur qui ne se rencontre pas dans la fièvre typhoïde. M. Empis signale la coincidence de la photophobie avec la dilatation des pupilles et non leur rétraction, comme cela a lieu habituellement dans d'autres maladies. Pour Trousseau la pierre de touche du diagnostic différentiel, c'est l'irrégularité de la respiration. Ce signe est certainement meilleur que la fameuse tache cérébrale que l'on trouve aussi bien dans la fièvre typhoïde que dans la méningite. Si l'examen ophtalmoscopique est possible, on pourra constater l'œdème rétinien ; dans ce cas la constatation de granulations tuberculeuses de la choroïde serait pathognomonique.

Le début brusque, la fièvre vive, la céphalalgie et le délire précoce et violent différencient toujours l'affection tuberculeuse de la méningite franche.

Il suffit de remarquer que quelquefois la présence de vers intestinaux a pu occasionner des symptômes cérébraux très inquiétants. Un vermifuge suffit dans ce cas pour éclairer le diagnostic.

Les accidents auxquels donne lieu l'urémie se rapprochent chez les adultes de ceux occasionnés par la méningite tuberculeuse. La céphalalgie, le délire, le coma les convulsions se remarquent dans ces deux maladies. La présence de l'albumine dans l'urine, l'hydropisie générale et la non existence de la diathèse tuberculeuse généralisée seront des signes qui militeront en faveur de l'urémie. Mais la maladie de Bright peut être

latente, alors il n'y a pas d'albumine dans l'urine, l'ana-
sarque fait défaut. De plus, comme dans les cas présents,
la lésion spécifique peut être localisée dans l'encéphale.
Il faudra alors tenir compte des caractères de l'urine.

L'analyse complète de l'urine a été faite dans le cas
qui fait le sujet de notre première observation; voici, en
résumé, les résultats qu'elle a donnés.

Urine de la méningite tuberculeuse : Pas d'albumine,
urohématine en grande quantité, c'est-à-dire précipité
rosé que l'on obtient par l'addition de l'acide azotique.
Urine de la fièvre typhoide. Indican décelé par la ré-
action suivante. On prend dans un tube un tiers d'urine
et deux tiers d'acide chlorhydrique, on chauffe légèrement puis on laisse réfroidir. On reprend le précipité
par l'éther ou le chloroforme qui se teinte en bleu, ce
qui n'a pas lieu pour le précipité obtenu dans la méningite tuberculeuse. Dans la fièvre continue on trouve
aussi assez souvent de l'albumine qui se produit sous
l'influence des hautes températures.


## PRONOSTIC.


Le pronostic est presque nécessairement fatal, car,
le malade peut exceptionnellement résister à une poussée
de granulations dans les méninges, il n'est pas pour
cela guéri et sera bientôt emporté par une seconde attaque. C'est ainsi que certains auteurs ont cité des cas
de guérison dans lesquels le patient avait succombé
quelques mois après à la même affection. Cependant on

ne doit pas rejeter tout espoir de guérison car certains faits de ce genre sont à l'abri de toute suspicion; ainsi, l'observation citée par Trousseau d'un malade chez qui le diagnostic fut vérifié par l'autopsie, le sujet étant mort après d'une dyssenterie. Barth a publié également un cas de guérison. M. Empis a trouvé des granulations grises guéries se présentant sous l'aspect d'un tissu cellulo-fibreux. On sait que le tubercule type peut guérir; la transformation crétacée et les cicatrices que l'on trouve au sommet du poumon de certains vieillards le prouvent surabondamment. On conçoit donc, que la granulation miliare soit curable également, mais dans des cas encore plus rares puisque c'est la forme la plus rapidement mortelle de la diathèse tuberculeuse. C'est sans doute dans les cas de tuberculose granuleuse localisée dans les méninges, quand les néplasmes sont peu abondants que l'un devra observer ces cas exceptionnellement heureux.

## TRAITEMENT.

D'après ce que nous venons de dire sur le pronostic de cette redoutable affection, on conçoit de quelle faible utilité sera le traitement quand la maladie sera déclarée. En présence des résultats négatifs obtenus par les antipholgistiques et les révulsifs qui composaient la médication la plus généralement employée, Trousseau entre autres, qui pourtant avait eu la bonne fortune de voir guérir un de ses malades, avait pris la résolution de renoncer à tout traitement. Rilliet et Barthez qui ont, dans leur traité des maladies des enfants, si bien indiqué les règles rationnelles à suivre pour prévenir les manifestations de la tuberculose, se montrent également découragés par le peu de succès des agents thérapeutiques. Et de fait, à part, le cas de Barth qui assure avoir obtenu un cas de guérison par l'iodure de potassium, et un autre cas, d'un médecin allemand, Roeser; nous ne connaissons pas d'auteur qui ait osé ici, en proposant un traitement, en garantir l'efficacité. Il ne faudra donc pas, en employans les médications le plus recommandées, s'attendre à les voir enrayer les progrès de la maladie d'une façon sensible. Nous donnerons quelques purgatifs, le calomel à doses fractionnées, l'iodure de potassium, l'opium etc. Les révulsifs seront indiqués dans les cas de céphalée ou de délire très intense. C'est ainsi qu'on a vu un vésicatoire appliqué sur la tête préalablement rasée, arrêter d'une façon évidente les progrès d'une méningite simple inflammatoire. Mais, comme ce moyen, très douloureux pour des malades, ne donne comme les autres, que des résultats très généralement nuls, on devra s'en abstenir le plus souvent et se borner dans le même but à faire quelques lotions froides ou à placer un certain nombre de sangsues derrière les apophyses mastoïdes. On peut aussi frictionner la tête avec une pommade, mercurielle par exemple. Enfin, nous saurons qu'on a donné les antispasmodiques et les diurétiques à une dose élevée, sinon pour guérir du moins pour amender quelques-uns des accidents. Mais, le plus souvent, leur emploi n'est pas même suivi de ces résultats, et les phénomènes convulsifs continuent, à quelque dose qu'ait été porté le médicament.

## CONCLUSIONS.

1° Les lésions caractéristiques de la méningite tuberculeuse sont dans certains cas localisées dans les méninges cérébrales uniquement.

2° Ces cas sont rares chez l'adulte.

3° La marche de la maladie n'est pas sensiblement modifiée par ce fait que la granulation miliaire ne s'est pas généralisée.

## OBSERVATIONS.

Obs. I. — Service de M. le professeur Hardy.

Le nommé Bourgeois Alexis entre le 9 mars 1881, salle St-Charles, n° 23. Serrurier, âgé de 15 ans.

*Antécédents.* — Peu précis. Le père ne donne que des détails incomplets. Le malade raconte qu'il a eu la variole il y a six mois, il en porte des traces sur la figure. Il n'est malade, dit-il le jour de son entrée que depuis quatre jours.

Depuis quatre jours il aurait éprouvé des étourdissements, de la diarrhée, et c'est tout ce qu'on peut en tirer. Un mauvais vouloir très accentué, sous la dépendance de son état cérébral, nous empêche d'avoir des renseignements plus précis.

*État actuel.* — (Le jour de l'entrée, mercredi 9 mars). Apparence assez vigoureuse : musculature suffisamment développée; tissu adipeux sous-cutané assez abondant. Sur la face, et en particulier sur le nez, cicatrices de variole très accusées.

Un peu au-dessus de la commissure labiale gauche, cicatrice de lupus tuberculeux. Sur la cuisse droite et sur la cuisse gauche, lupus datant de six ans au dire du malade, et disposé comme suit :

A la face supérieure de la cuisse droite, vaste plaque de lupus occupant les faces antérieures, internes et postérieures de la cuisse. Sur cette dernière partie il est à peu près cicatrisé. En avant, au contraire, il est encore végétant.

Sur la cuisse gauche, dans le point correspondant, est une plaque de lupus beaucoup plus petite.

Ce lupus appartient à la variété érythémato-tuberculeuse.

*Etat général.* — Le malade est dans la prostration la plus absolue, les yeux fermés et dans le décubitus latéral gauche ; les jambes repliées sur l'abdomen, il oppose une indifférence absolue à toutes les questions qu'on lui pose. On finit cependant, mais avec beaucoup de peine, par en tirer quelques renseignements.

Il se plaint de céphalalgie frontale assez vive, ne veut pas se laisser examiner, accuse du mal de gorge, et l'examen du pharynx pratiqué avec beaucoup de difficultés, car le malade résiste énergiquement, fait constater une angine tonsillaire double avec quelques petits points blancs. (Amygdalite simple). Il n'y a pas de paralysie appréciable ; il y a plutôt un affaiblissement général.

Le malade crie quand on le touche, quand on serre ses masses musculaires, quand on veut le remuer.

Photophobie assez accusée, le malade ne veut pas regarder la lumière.

Légère inégalité pupillaire ; la pupille gauche étant un peu plus dilatée que la droite.

La peau est chaude. Température 39,9. Mais le pouls n'est pas en rapport avec la température, il bat 60, et il y a des intermittences.

Pas de dyspnée, le ventre n'est pas ballonné, au contraire, il est aplati, non douloureux à la pression. Pas de diarrhée, bien que le malade prétende en avoir eu les jours précédents.

Rien à noter du côté des différntes viscères.

Respiration normale à l'auscultation. Battements du cœur irréguliers mais sans souffles ni dédoublements.

Pas d'état nauséeux, pas de vomissements. Pas d'albumine dans l'urine, mais une certaine quantité d'urohématine.

1° mars. Même état. Dans la nuit le malade a marmotté quelques paroles et a proféré quelques plaintes. — Pas de diarrhée. A la visite du matin un constate les mêmes signes que la veille. Température 39,4.

*Traitement.* — Quatre ventouses scarifiées sur la nuque et 0 gr. 10 de calomel en dix paquets.

A la visite du soir, la prostration paraît encore plus prononcée. Les membres retombent flasques, sans véritable paralysie. Pas de strabisme. Le malade n'est pas allé à la selle à la suite de son calomel.

Le 11. Même état. Le diagnostic de méningite tuberculeuse chez un scrofuleux est aujourd'hui pleinement confirmé. Température 39,4; le soir, 39,8.

Du 11 ou 14 mars, l'état du malade reste à peu près stationnaire, toujours dans le décubitus dorsal, indifférent à ce qui se passe autour de lui, et poussant de temps en temps les mêmes cris caractéristiques.

Lorsqu'on l'interroge, il vous regarde d'un œil atone; la céphalalgie paraît toujours vive, mais la photophobie semble avoir diminué. Les pupilles sont plus dilatées que les premiers jours, celle de gauche en particulier.

Lorsqu'on soulève les bras du malade, il les laisse retomber, et au premier abord on pourrait le croire paralysé. Mais, si on excite son attention, il arrive à les tenir presque dans toutes les positions.

Il est difficile de savoir s'il y a hypéresthésie de la peau, mais il est certain qu'il y a hypéresthésie musculaire, car la moindre pression détermine une vive douleur qui se traduit par des cris et des gémissements.

L'état intellectuel a encore baissé, rien ne peut tirer le malade de l'état de prostration où il se trouve.

Le pouls est toujours entre 70 et 80, mais il est moins irrégulier.

La température est maintenant entre 40 et 41.

*Traitement.* — On supprime le calomel et on donne l'iodure de potassium.

Le 15. La dépression augmente. Cet état se prolonge en s'aggravant les jours suivants.

L'état comateux est très prononcé, interrompu de temps en temps par des rêvasseries et des cris.

Les pupilles se dilatent de plus en plus et ne réagissent pas sous l'influence de la lumière.

L'expression farouche et inquiète des premiers jours fait place peu à peu à de l'indifférence et à de la stupeur. Le masque facial est absolument immobile.

Viard.                                                                    3

Le pouls devient fréquent, 110 à 115 pulsations. La température se maintient de 39,5 à 40.

A l'auscultation de la base du poumon droit, on commence à entendre quelques râles sous-crépitants avec abaissement du murmure vésiculaire et un peu de matité. Broncho-pneumonie.

Le 18. Tout fait prévoir une issue fatale. A la visite du soir, le malade est dans un coma complet. Les pupilles sont extrêmement dilatées. Le pouls est à 120, petit, régulier.

La peau est couverte de sueur et la mort arrive le samedi 19 mars à 6 heures du matin.

*Autopsie.* — L'autopsie est faite 28 heures après la mort. Cadavre sans œdème, rigidité cadavérique très prononcée.

*Cavité thoracique.* — Pas de liquide dans la plèvre, pas d'adhérences costo-pulmonaires.

*Poumon droit.* — Le lobe inférieur est atteint de broncho-pneumonie à la première période. Le lobe supérieur est fort congestionné sans apparence de noyaux pneumoniques. Le lobe moyen également.

Pas de traces de granulations tuberculeuses sous la plèvre et dans le parenchyme pulmonaire.

La muqueuse bronchique assez fortement injectée est couverte de mucosités. Quelques ganglions mélaniques à la racine des bronches, non caséeux et n'adhérant pas à la bronche.

*Poumon gauche.* — Ecchymoses moins nombreuses siégeant dans les mêmes points que de l'autre côté. Léger emphysème des bords antérieurs.

Pas de granulations sous-pleurales.

Le lobe supérieur est moins congestionné. On trouve un ganglion crétacé au niveau d'une division bronchique, n'intéressant pas la paroi de la bronche.

*Cœur.* — Volume normal ; un peu de surcharge graisseuse, aucune lésion valvulaire. Aucune granulation sur le péricarde pariétal. L'endocarde auriculo-ventriculaire gauche est un peu laiteux et épaissi. (Variole ancienne.)

*Foie.* — Le foie pèse 1450 grammes. Un peu de congestion sans périhépatite. Pas de granulations apparentes sous la capsule, ni dans l'intérieur de l'organe.

*Reins.* — Fortement vascularisés sans adhérences de la capsule. Aucune granulation, ni à la surface, ni dans la substance corticale.

*Intestin grêle.* — Congestionné dans toute sa longueur. Pas traces d'ulcérations ni de granulations aussi bien du côté de la muqueuse que du péritoine.

Plaques de Peyer normales.

*Encéphale.* — Rien à noter du côté des parois osseuses de la boîte crânienne. Rien du côté de la dure-mère, pas de pachyméningite.

Le cerveau présente les altérations suivantes :

Injection prononcée de la pie-mère, surtout dans la partie moyenne de chaque hémisphère.

Le long de la sylvienne, on voit des traînées jaunes qui indiquent une certaine quantité d'épanchement purulent. Ces lésions sont surtout marquées à la base; dans la scissure de Sylvius elles ont leur maximum égale de chaque côté.

En avant du chiasma, à l'entrée de la scissure de Sylvius, l'artère sylvienne est entourée d'un exsudat gris-jaunâtre assez dense, formé par des granulations confluentes qu'on retrouve en grand nombre de chaque côté des deux lèvres de la scissure de Sylvius; c'est en effet à ce niveau que les lésions de la méningite tuberculeuse sont à leur maximum.

En avant et en arrière de la scissure, sur les trois premières circonvolutions frontales, sur le lobe occipital et sur les frontale et pariétale ascendantes, on ne trouve presque pas de granulations : les lésions sont bornées à de l'injection très vive de la méninge sans adhérences bien marquées au tissu cérébral sous-jacent.

Sur les deux circonvolutions qui bordent la scissure de Sylvius, au contraire, la méninge est très adhérente. On ne peut l'enlever qu'en déchirant des fragments du tissu de la circonvolution sous-jacente, la substance grise de cette circonvolution est en outre injectée et un peu ramollie.

Il y a là des lésions de méningo-encéphalite.

Les granulations excessivement nombreuses dans les points décrits plus haut, présentent des caractères typiques de la granulation tuberculeuse. Les plus grosses sont du volume d'une tête d'épingle et les plus petites visibles seulement au microscope.

Toutes ces granulations siègent sur le trajet des artères et des artérioles le long desquelles elles sont appendues comme des grains de raisin à leur grappe et leur structure est manifestement celle de la granulation (développement dans la gaîne lymphatique, amas de noyaux avec cellule géante au centre.

Les méninges dans les points les plus fortement atteints, sont épaissies et un peu laiteuses. En arrière du chiasma, les granulations deviennent très rares, il n'en existe aucune sur la protubérance ni sur le bulbe. Point non plus à la face inférieure du lobe frontal et du lobe occipital.

*Moelle épinière.* — La moelle épinière examinée dans toute son étendue ne présente aucune granulation soit sur la pie-mère, soit dans son intérieur.

Obs. II. — Service de M. le professeur Laboulbène.

Le nommé G. Auguste, garçon marchand de vins, entre le 6 mars 1881, salle St-Michel, âgé de 16 ans.

Les antécédents héréditaires ne présentent rien de particulier ; son père a 60 ans et est bien portant, sa mère a 51 ans et n'a jamais non plus été malade. Comme antécédents collatéraux il n'y a également rien à noter ; il a eu six frères ou sœurs et il y en a encore cinq vivants et en bonne santé. L'autre est mort en bas âge. Ce jeune homme de son côté n'a jamais fait de maladies bien sérieuses ; il ne donne sur son enfance que des renseignements peu précis, mais depuis l'âge de 12 ans il n'a eu que des fièvres intermittentes qui ont duré pendant deux ans.

*Etat actuel.* — Il y a quinze jours qu'il est malade, c'est environ à cette époque qu'il a commencé à souffrir de mal de tête et de rachialgie, il a également de l'insomnie, depuis plusieurs jours déjà il a été pris de vomissements ; il a de la constipation, sa langue est saburrale. L'intelligence est assez nette et c'est presque sans effort que le malade raconte son histoire et donne des détails ci-dessus.

En présence de ces symptômes un premier diagnostic est posé à son entrée, d'embarras gastrique ou début de fièvre continue, d'autant plus que quelques troubles inexpliqués du caractère font croire un instant qu'il peut y avoir un peu de simulation dans ces symptômes. La température ne dépassait pas 38° et huit jours après son entrée le malade était encore soigné comme atteint d'embarras gastrique fébrile, lorsque se déclara un nouveau phénomène. Vers midi, la sœur fait appeler l'interne de garde ; le malade ne parlait plus, avait l'œil hagard et était comme en proie à une convulsion ; ces phénomènes cessèrent assez rapidement et le soir il avait recouvré son intelligence, quoique celle-ci fût encore un peu obtuse. C'est en présence de ces faits et en tenant

compte des troubles cérébraux et des vomissements qui avaient éclaté
au début, que le diagnostic de méningite tuberculeuse put être établi.
Deux jours après les symptômes étaient bien nets, les vomissements et
la constipation persistaient, l'état intellectuel était profondément touché
et des troubles apparaissaient du côté de la vue : on pouvait constater
un léger strabisme et une photophobie assez accusée, le malade se ca-
chait sous ses couvertures pour éviter l'action de la lumière. Il proférait
de temps à autre quelques plaintes qui cependant ne présentaient pas
nettement le caractère des cris hydrencéphaliques si communs dans
l'affection qui nous occupe. Bientôt les selles et les urines furent invo-
lontaires ; le malade indifférent à tout ce qui se passait autour de lui
se plongea dans un coma intense d'où rien ne pouvait le tirer ; et après
une longue agonie de plus de trois jours durant laquelle on entendait
le râle trachéal, le malade succomba.

La température avait à peine dépassé 38º ; aucune paralysie n'avait
pu être constatée.

*Autopsie.* — L'autopsie est pratiquée 24 heures après la mort ; rigidité cadavérique très prononcée, cadavre non infiltré.

L'ouverture de l'abdomen ne fait noter rien de saillant, les plaques
de Peyer sont saines ; le foie ne présente aucune granulation ni à sa
surface, ni dans son intérieur, de même la rate, les reins qui sont absolument indemnes de toute lésion. Le péritoine examiné avec soin ne
présente pas la plus petite granulation.

Les poumons et le cœur sont également sains sans tubercules.

Seul, l'examen du cerveau nous donne des renseignements positifs et
fournit la confirmation du diagnostic. Une fois la boîte cranienne ouverte, on aperçoit la pie-mère qui a un aspect laiteux, blanchâtre. Tout
le long des vaisseaux, et principalement à la base de la scissure de
Sylvius, autour de l'artère sylvienne, apparaissent les granulations
grises, semi-transparentes, petites, agglomérées et comme collées aux
vaisseaux. Les lymphatiques et peut-être les gaînes lymphatiques des
vaisseaux paraissent dilatés. Sous la pie-mère existe une certaine
quantité de sérosité qui s'écoule lors de la section des membranes. Les
ventricules sont très dilatées et contiennent une grande quantité de liquide céphalo-rachidien. On ne trouve absolument aucune autre lésion.

O~~BS~~. III. — Extraite du Journal of Mental Science, avril 1874).

Nous devons la traduction de cette observation à notre excellent ami le D^r Ott.

**Note** sur un cas de méningite tuberculeuse chez l'adulte sans tubercules dans les poumons, par Oscar T. Woods, senior assistant medical officer Warwick County Asylum.

Emma Daffern, âgée de 16 ans, admise le 3 septembre 1870, idiote.

*Antécédents.* — Elle dit qu'elle est âgée de six mois et que sa sœur qui en réalité est âgée de 4 ans en a 19. Elle a toujours été une enfant très désagréable, alla à l'école de bonne heure, mais on fut obligé de la retirer parce qu'elle battait les autres enfants. Pendant les neuf dernières années elle est devenue de plus en plus mauvaise, et maintenant elle mord et bat toutes les personnes qui habitent la maison avec elle. Quand elle est ennuyée, elle déchire ses habits. Elle peut coudre, mais brise les aiguilles quand elle se figure qu'elle a fait assez de besogne. Ses parents ne sont pas consanguins. Elle a eu un frère qui est mort phthisique.

*État actuel.* — C'est une fille petite et ayant l'air strumeux. Cheveux noirs, yeux noirs, développement du crâne mauvais; le front est bas, le palais fortement voulé; peu d'expression dans la physionomie. Elle dit qu'elle est âgée de six mois, qu'elle a cinq doigts en tout, peut compter jusqu'à dix. Quand on lui demande quels sont les jours de la semaine, elle répond : dimanche, samedi, vendredi et dimanche.

Pendant son séjour à l'asile, bien que de temps à autre mal disposée et vicieuse, en somme elle donne peu d'ennui. Elle est extrêmement impétueuse. De temps en temps elle voudrait battre celles qui sont assises avec elle, sans la moindre provocation de leur part. Elle va à l'école et fait assez de progrès. La note suivante a été prise peu de temps avant sa dernière maladie : elle est devenue très forte et va bien dans les derniers temps, travaille très sérieusement à l'aiguille et se rend utile dans le service de la salle.

17 septembre 1873. Elle s'est plaint pendant les deux jours précé-

dents. Aujourd'hui elle est alitée et souffre de mal de tête, de lassitude; elle a des vomissements.

Le pouls est à 120 et faible.

Elle est congestionnée et anxieuse.

Le 20. La diarrhée et les vomissements n'ont pas cédé. La malade est couchée et n'a pas du tout envie de parler. Le jour l'agace et quand on l'interroge elle se plaint d'avoir mal à la tête. Elle grince des dents pendant son sommeil et se réveille fréquemment en sursaut, tout ef-frayée. Le pouls est à 60.

Le 24. La malade est très assoupie, mais quand on lui parle elle s'anime pour quelques secondes et dit qu'elle se trouve mieux. La peau est très chaude et sèche, il y a de la constipation. Le mal de tête est très fort. On remarque un strabisme convergent marqué avec contrac-tion des muscles de la paupière supérieure. Pouls à 80 et faible.

Le 26. Son sommeil a été aujourd'hui très troublé, elle s'éveille au moindre bruit, mais néanmoins reconnaît encore les personnes qui l'en-tourent. Mémoire confuse; elle répond par monosyllabes. Il y a une assez vive contraction des muscles de la face; les deux côtés étant éga-lement affectés.

Le 28. L'assoupissement devient de plus en plus prononcé, elle peut à peine être réveillée. Elle a eu deux attaques de convulsions, le bras et la jambe gauche étant plus particulièrement atteints.

Le 29. L'état comateux se prononce de plus en plus, elle ne peut plus reconnaître personne. Deux ou trois nouvelles attaques sont sur-venues. Le bras gauche est surtout contracté, la jambe gauche l'est moins. Contraction de la face.

Le pouls est à 132, très faible.

Le 30. Les attaques convulsives deviennent plus fréquentes sans être plus générales dans leur caractère.

Elle ne cesse de marmotter, et n'a pas eu un sommeil de bon aloi depuis plusieurs jours.

1er octobre. Mort à 1 heure du matin.

*Autopsie.* — Trente trois heures après la mort. Le corps présente une assez bonne apparence; il y a de la rigidité cadavérique dans les extrémités supérieures et inférieures. Les os du crâne sont minces et diaphanes.

La dure-mère est adhérente à la suture cruciale et le long de la gouttière longitudinale supérieure.

L'arachnoïde à la base et au-dessus du cervelet est opaque, amincie, d'une couleur vert sale. Il y a un peu de suffusion sous-arachnoïdienne. Un dépôt de lymphe en plaques couvre le cercle de Willis et le pont de Varole.

La pie-mère qui tapisse la scissure de Sylvius est adhérente aux côtés des circonvolutions et est infiltrée de petits corpuscules granulaires.

Le trajet de l'artère cérébrale moyenne sur le côté droit, présente un épaississement de l'arachnoïde, et le vaisseau lui-même est entouré par un épanchement de lymphe jaunâtre.

L'état mentionné ci-dessus n'existe pas sur le côté gauche du cerveau.

La substance cérébrale est en général ramollie; la substance grise des circonvolutions est très pâle.

Les ventricules contiennent une once de liquide. Le septum lucidum et le trigone cérébral sont de consistance pulpeuse, presque crémeuse. En sectionnant les couches optiques, on rencontre six ou sept tubercules jaunâtres, durs, un ou deux étant au moins de la grosseur d'un pois. Ils glissent et fuient sous le couteau qui veut les sectionner.

Un dépôt pâle de lymphe en plaques couvre les couches optiques du côté droit. Il n'y a pas de tubercules dans l'hémisphère gauche. Le cerveau pèse 40 onces.

Les poumons ne contiennent pas de tubercules. Le poumon droit est fortement collé aux parois du thorax par de vieilles adhérences fibreuses. Les autres organes sont sains.

*Remarque.* — Le cas ci-dessus paraît intéressant en raison de la rareté de la méningite tuberculeuse survenant chez l'adulte sans qu'il y ait de tubercules dans les poumons. Les symptômes bien nets qui de bonne heure indiquaient la nature de la maladie sont aussi, je pense, dignes d'être notés.


Obs. IV. — (Extraite de la thèse de Gardin (observation communiquée par M. Troisier).


Jeanne T..., âgée de 22 ans, entrée à la Pitié le 15 juillet 1871, salle Notre-Dame, n° 33, service de M. Mollard.

Cette malade, interrogée sur ses antécédents, dit avoir eu, il y sept ans, à quelques mois d'intervalle, un rhumatisme articulaire et la variole ; quatre grossesses. A la suite de son dernier accouchement, qui a eu lieu il y a deux ans, elle a eu des métrorrhagies pendant six mois environ. Depuis cette époque elle tousse fréquemment, perd ses forces et l'appétit, et est très sujette aux palpitations ; expectore abondamment le matin, mais elle n'a jamais d'hémoptysies. Elle a des sueurs nocturnes accompagnées de frissons, elle est habituellement constipée. Elle avait régulièrement ses règles ; les dernières ont duré du 6 au 10 juillet, le sang était pâle, peu abondant.

16 juillet. Il y a six jours, à la suite de fatigues excessives, elle a été prise de malaise, de courbature, de frissons répétés avec fièvre, de céphalalgie très violente, de douleurs dans le cou et entre les épaules. Elle entre à l'hôpital le 16 juillet.

*État actuel.* Pouls 72. Persistance de la céphalalgie et de la douleur du cou. Lorsque la malade s'assied sur son lit, elle se plaint de douleur de tête, de battement au niveau des tempes de sensation de constriction au-dessus des yeux. Les mouvements de rotation du cou sont douloureux. La peau est fraîche, la joue gauche est légèrement colorée ; les pupilles sont égales, contractées, la langue est nette, humide, la toux est accompagnée quelquefois de douleurs dans le côté gauche ; expectoration de crachats muco-purulents, mousseux, légèrement teintés de sang. Au sommet gauche en arrière, expiration légèrement soufflante, craquements humides, quelques râles sibilants, rien d'appréciable dans le reste de la poitrine. Rien au cœur, le ventre est souple, indolent.

Le 17. Pouls 80, régulier. Même état. Expectoration fétide, persistance de la céphalalgie. Eau de Sedlitz. Chloral 3 grammes.

Le 18. Pouls 72. Nuit calme, céphalalgie moins violente.

Le 19. Pouls 60. Pas de trouble de la sensibilité et de la motilité, pas d'embarras de la parole. Pupilles égales, pas d'agitation.

Le 20. Pouls 90. Délire d'actions et de paroles (nuit et jour).

Raideur des muscles de la partie postérieure du cou et du tronc. Les pupilles sont égales, contractiles, mais la vue est trouble. La malade se plaint de douleurs épigastriques et dans le dos. Pas de vomissements, pas de convulsions ; pas de contraction des membres, ni de la face. Crachats fétides purulents.

Le soir. Pouls 72. Céphalalgie un peu moins violente, agitation, délire et bavardage continuels.

Le 21. Pouls 60 à 66 irrégulier. Respiration 48, inégale. Même état ataxo-adynamique. Soir pouls 70.

Le 22. Pouls 73, témpérature vesperale 37° soubresauts des tendons lèvres sèches ventre, ballonné, douleur dans la fosse iliaque droite. Pas de taches rosées ni de gargouillement.

T... est toujours dans le même état d'abattement, elle répond lentement aux questions, persistance de la céphalalgie, délire loquace.

Le soir, Pouls à 96 égal et régulier. Température 39,5. Abattement profond ; les lèvres et la langue sont sèches, les conjonctives rouges, les paupières chassieuses.

On constate quelque taches érythémateuses à la partie inférieure des bras, au cou et à la face. La malade ramène à elle les couvertures et pousse de temps en temps de profonds soupirs.

Le 23, Pouls 72. Température vesperale 38,5.

Délire et agitation continuelle. Les taches érythémateuses siégeant aux bras ont presque disparu, la céphalalgie est moins violente; la pupille droite est un peu plus dilatée que la gauche.

Le soir. Pouls 88. Température 38, 8. La malade se plaint de sensations de chaleur au cou et aux épaules, et de fatigue dans tous les membres. Constipation depuis le 19. Apparition des règles. Calomel 0,25 en cinq paquets.

Le 24. Pouls 84. Température, 38,7. Délire la nuit, s'est levée trois fois.

Ce matin elle est dans la prostration, pupille gauche plus dilatée que la droite. Soir, pouls 120, Température 39°. Sommeil paisible, soubresauts des tendons.

Le 25. Pouls 126, 130. Température 38,6. Même état général : Rétention d'urine ; albumine dans l'urine en assez grande quantité. Chaleur et acide azotique. Calomel 0,25,

Le soir. Pouls 126, régulier, égal. T. vesp. 39,4. Langue sèche, ventre douloureux à la pression, pas de vomissements. La figure est sans expression. Divagation presque continuelle ; ce n'est qu'en la stimulant qu'on en obtient quelques mots qu'elle prononce en grognant. La tache dite méningitique apparaît très rapidement sur les diverses parties du corps.

Le 26. Pouls 126. T. vesp. 38.8. Collapsus.

T... pousse à chaque instant des soupirs plaintifs. Les membres supérieurs soulevés, retombent inertes ; on observe cependant quelques mouvements spontanés. Les paupières sont chassieuses fermées, les pupilles dilatées, égales ; les narines fuligineuses. La tête penchée sur l'épaule droite, est difficilement ramenée dans la ligne médiane, ces mouvements font pousser quelques soupirs à la malade. Toux fréquente, sensibilité à la douleur conservée, persistance des règles.

Soir. Pouls 130, T. V. 39,2.

Coma, résolution complète des membres ; tremblotement des lèvres ; persistance de la rotation de la tête. Le chatouillement de la plante des pieds détermine des mouvements réflexes.

Le soir, P. 150, T. 39°,6. Coma profond, sans stertor ; respiration très inégale ; contracture du cou, tête penchée à droite ; la face regarde en avant, les yeux ne sont pas déviés, les pupilles sont égales, dilatées. Carphologie, soubresauts des tendons.

Le 28. Pouls 140, irrégulier ; température vespérale, 40°. Agonie ; râle trachéal. Cyanose de la face et des extrémités. La tête est déviée à droite. La pupille droite est très dilatée ; les yeux sont fixes sans déviation.

Les urines contiennent une quantité considérable d'albumine, pas de sucre.

Mort à deux heures et demie du soir.

*Autopsie*, le 29 juillet. Eschare peu ancienne au sacrum.

*Cavité crânienne.* — Rien à la face interne du crâne. La dure-mère offre une coloration violacée, tenant à la stase du sang dans les veines.

*Encéphale.* — Les veines cérébrales sont gorgées de sang ; il s'écoule peu de liquide céphalo-rachidien. Sur les parties inférieures et latérales des lobes cérébraux, on observe une rougeur diffuse vermillon, en quelques points violacée, différant comme distribution et comme coloration de la stase post mortem. Dans ces points, les méninges ne paraissent pas épaissies, mais simplement congestionnées. Cette congestion active appartient aux méninges, qui présentent une coloration rouge très intense lorsqu'on les détache des circonvolutions ; mais ces circonvolutions elles-mêmes, dans leur portion la plus superficielle, offrent une coloration hortensia diffuse avec un petit piqueté rouge. Cette coloration résiste au lavage et se retrouve sur les coupes les plus superficielles de la substance grise

Les lésions d'encéphalite sont très étendues en surface, et occupent d'une façon très apparente, ainsi qu'il a été dit, presque toutes les circonvolutions des parties latérales et de la base du cerveau.

Les méninges de l'espace sous-arachnoïdien antérieur, de l'origine des scissures de Sylvius, et celles qui recouvrent la face intérieure de la protubérance et du bulbe sont très épaissies, troubles, lamelleuses, et présentent à leur superficie et dans leur intérieur (on le voit par transparence au niveau de l'espace sous-arachnoïdien antérieur) de très petites granulations gris blanchâtre, demi-transparentes, visibles surtout sur le trajet des petits vaisseaux. Tous les nerfs, depuis la partie postérieure des olfactifs jusqu'au spinal (sauf le pathétique) sont entourés de cet exsudat, dans lequel on aperçoit un nombre considérable de granulations tuberculeuses. Les méninges des circonvolutions proprement dites ne paraissent pas épaissies. A l'origine de la scissure de Sylvius, elles entraînent avec elles, lorqu'on les détache, la portion superficielle des circonvolutions ; dans les autres points, la substance cérébrale ne se détache pas.

*Cervelet.* — Les méninges sont moins congestionnées. Les méninges de l'espace sous-arachnoïdien postérieur sont un peu épaissies.

*Moelle épinière.* — Sur la face postérieure, l'arachnoïde est épaissie et lamelleuse, elle est adhérente à la dure-mère dans quelques points. Il n'y a pas de granulations tuberculeuses apparentes.

*Cavité thoracique.* — Plèvres saines. Poumons fortement congestionnés dans les deux tiers inférieurs. A la coupe, il s'écoule du pus des bronches. Pas de tubercules aux sommets. Le foie, la rate, les reins sont congestionnés. Absence de granulations tuberculeuses sur le péritoine. Cœur sain.

Obs. V. — Méningite cérébro spinale tuberculeuse (Gardin).

Rosine A..., âgée de 37 ans, entrée à la Pitié le 22 juillet 1871, salle Notre-Dame, n° 31, service de M. Molland.

Les renseignements fournis par la sœur de la malade sont très vagues. A... serait tombée malade il y a deux ans. Depuis cette époque, on avait observé quelques changements dans son caractère ; elle continuait cependant à travailler. Depuis un an elle ne serait pas réglée. Le 21 juillet, on l'a trouvée chez elle, sans connaissance, et le lendemain, elle a été amenée à l'hôpital dans un coma complet.

A... est d'une constitution robuste, son embonpoint est considérable.

Le 22. Le soir. P. 108, régulier, égal, T. V. 37°. La malade est dans le coma ; pas de stertor. La tête est en rotation à gauche, légèrement penchée sur l'épaule gauche ; on la ramène difficilement dans la ligne médiane, et, dès qu'on l'abandonne à elle même ; elle reprend immédiatement la position indiquée. Les paupières sont mobiles, elles restent habituellement entr'ouvertes ; les deux globes oculaires sont déviés, le droit en dedans, le gauche en dehors. Le sillon naso-labial droit paraît moins prononcé que le gauche ; le nez est un peu tiré du côté gauche ; la bouche est entr'ouverte ; la lèvre inférieure n'est pas pendante ; on abaisse difficilement la mâchoire inférieure. La déglutition est difficile. Le membre supérieur et le membre inférieur du côté gauche exécutent quelques mouvements spontanés ; ils ne retombent pas lorsqu'on les soulève. Ces mouvements existent aussi, mais sont moins prononcés du côté droit. Le chatouillement de la plante des pieds détermine des mouvements réflexes dans le membre inférieur ; le pincement des jambes détermine également des mouvements réflexes accompagnés de quelques plaintes. Le membre inférieur droit est dans l'extension et un peu contracturé ; le membre supérieur droit est également contracturé ; l'avant-bras est fléchi à angle droit sur le bras ; les quatre derniers doigts fléchis dans la paume de la main, le pouce étendu sur l'index. On éprouve une certaine résistance lorsqu'on veut étendre l'avant-bras et le fléchir ; lorsqu'on élève le membre et qu'on l'abandonne, il reste élevé pendant quelques instants et est pris dans cette position d'un léger tremblement. Le membre supérieur gauche n'est pas contracturé au même degré, mais on produit assez difficilement les mouvements d'extension et de flexion.

Rien au cœur. Ventre ballonné. Petite tache violacée au sacrum. Miction involontaire.

Le 23. 37 à 39 respirations. Pouls 102, inégal.

La tête n'est plus déviée.

Paupières entr'ouvertes, nystagmus.

La sensibilité à la douleur (pincements, piqûres d'épingles) est conservée à gauche, diminuée mais non abolie à droite. Lorsqu'on pince la malade à gauche, elle se plaint et le côté gauche de la face se contracte un peu, le côté droit reste immobile.

Le bras droit soulevé retombe comme une masse inerte ; quelques mouvements spontanés dans les membres du côté gauche.

Teinte légèrement cyanique de la face.

Un peu d'œdème des malléoles.

Une heure après cet examen, le membre supérieur droit soulevé n'offre aucune résistance ; il retombe avec flaccidité. Le membre supérieur gauche offre plus de résistance lorsqu'on le soulève, et il retombe moins rapidement. Les mouvements réflexes produits par le chatouillement de la plante des pieds sont moins prononcés à droite qu'à gauche.

La pupille droite est plus dilatée que la pupille gauche ; la face froide, les lèvres cyanosées ; raideur du cou, ballonnement du ventre.

Au niveau du sacrum, plaque érythémateuse avec sphacèle de la peau au centre de la plaque.

Le malade meurt à une heure et demie du soir, après avoir eu des convulsions pendant quelques minutes.

*Autopsie* faite le 25 juillet.

*Crâne.* — Petite ecchymose située au-dessus du péricrâne, au niveau du frontal, à droite. A la face interne, le frontal offre des taches blanchâtres à contours irréguliers ; au niveau de ces taches, sur la face externe, la vascularisation de l'os est plus prononcée. Les veines cérébrales sont remplies de sang fluide ; le sinus longitudinal supérieur contient un caillot récent.

Le liquide céphalo-rachidien est louche.

Les méninges de la face inférieure de l'encéphale sont épaisses, louches, principalement sur la ligne médiane, et contiennent des granulations tuberculeuses grises, appréciables seulement au niveau du feuillet qui recouvre l'espace sous-arachnoïdien antérieur.

Les méninges de la face inférieure de la protubérance, celles du bulbe, surtout sur les parties latérales, sont très épaissies.

La pie-mère du fond des scissures de Sylvius, surtout celle de gauche, est aussi très épaissie. A l'origine de la scissure gauche, il y a une plaque gris-jaunâtre paraissant infiltrée de pus. Sur la face inférieure des lobes frontaux, surtout à gauche se voient des exsudats fibrineux et purulents sous forme de points, de l'étendue d'un grain de millet, à contours irréguliers, réunis les uns aux autres par de petites taches blanc-jaunâtres de même nature.

On a observé également sur la face inférieure des lobes sphénoïdaux, un épaississement purulent des méninges.

Sur les autres parties de l'encéphale (cerveau et cervelet) les méninges sont congestionnées et offrent quelques rares dépôts fibrineux au niveau des anfractuosités suivant le trajet des vaisseaux. Les méninges cérébrales s'enlèvent en entraînant avec elles la portion la plus superficielle des circonvolutions.

Rien d'appréciable sur les coupes du cerveau.

*Moelle épinière.* — La face interne de la dure-mère est couverte de rès fines granulations tuberculeuses. On constate également, sur la face postérieure de la moelle, de nombreuses granulations tuberculeuses.

Les poumons sont le siège d'une congestion hypostatique. Il n'y a ni tubercules, ni noyaux caséeux.

Les autres viscères sont sains.

---

## BIBLIOGRAPHIE

Ouvrages consultés :

GUERSANT. — Art. Méningite du Dict. en 30 vol., 1827.

DANCE. — Mémoire sur l'hydrocéphale aïgue observée chez l'adulte, in Arch. gén. de méd., 1830.

RUFZ. — Thèse de Paris, 1835.

LEDIBERDER. — Thèse de Paris, 1837.

VALLEIX. — De la méningite tuberculeuse chez l'adulte, Arch. gén. de méd., 1838.

TROUSSEAU. — Clinique médicale.

SURMAY. — Mémoire sur la tuberculisation aigue des méninges chez l'adulte, Gaz. méd., 1855.

RILLIET et BARTHEZ. — Traité des maladies des enfants, 1861.

LEBOUTEILLIER. — Thèse de Paris, 1872.

SERGIN. — Thèse de Paris, 1866.

FICHOT. — Thèse de Paris, 1868.

GARDIN — Thèse de Paris, 1873.

EMPIS. — Traité de la granulie, 1866

LAENNEC. — Traité d'auscultation.

GRANCHER. — De l'unité de la phthisie, thèse de Paris, 1873.

LANDOUZY. — Thèse de Paris, 1876.

BOUCHUT. — Maladies des enfants, 1881.

JACCOUD. — Dictionnaire de médecine et de chirurgie pratiques

O. T. WOODS. — Journal of mental science, avril 1874.

---

Paris. — Typ A. PARENT, A. DAVY, succ<sup>r</sup>, rue Monsieur-le-Prince, 31.